I0830550

SCHARLACH

Alles über Scharlach und die Neun besten Hausmittel

Jürgen Wude

Impressum

Jürgen Wude, Bahnhofstr. 88/3, 5760 Saalfelden.
E-Mail: email@wegweiser-pinzgau.at
Webseiten: Wegweiser-pinzgau.at

Inhalt

Symptome von Scharlach

Bei Scharlach handelt es sich um eine besonders ansteckende Infektionskrankheit. Die Krankheit kann unterschiedlich schwer verlaufen. Die ersten Symptome treten in der Regel nach etwa ein bis drei Tagen nach der Ansteckung meist völlig abrupt auf. In den meisten Fällen beginnt die Krankheit mit Schüttelfrost, Gliederschmerzen, Kopf- und Halsschmerzen, Schluckbeschwerden und plötzlich eintretendem hohen Fieber.

Auch Bauchschmerzen und Erbrechen können auftreten. Diese anfangs noch unspezifischen Symptome gehen mit einem allgemeinen Unwohlsein einher. Bei fast allen Menschen, die an Scharlach erkrankt sind, entsteht zudem eine Halsentzündung (Angina tonsillaris). Kein anderes Symptom tritt so regelmäßig auf wie die Scharlach-Angina.

Diese Halsentzündung ist darauf zurückzuführen, dass die Scharlacherreger die Rachenschleimhaut des Patienten besiedeln.
Am zweiten Tag der Erkrankung steigt das Fieber häufig auf über 39 °C, in einigen Fällen auch über 40 °C an. Die Gaumenmandeln und der gesamte Rachen sind unter Umständen entzündet und gerötet, oft sind die Gaumenmandeln auch stark angeschwollen und können von einer weißen Schicht überzogen sein. Die Lymphknoten am Hals schwellen ebenfalls an und schmerzen bei

Berührung. Die Zunge weist zu diesem Zeitpunkt einen weißen Belag auf, welcher sich im weiteren Verlauf löst. Etwa am dritten Tag der Erkrankung nimmt die Zunge eine glänzend rote Färbung ein und die Geschmackspapillen treten hervor. Diese sogenannte Himbeerzunge ist ein typisches Anzeichen für Scharlach.

Ebenfalls typisch für Scharlach ist ein Ausschlag, welcher sich auf der Haut nach zwei bis vier Tagen entwickelt. Dieser macht sich in Form von einzelnen etwa stecknadelkopfgroßen roten Punkten bemerkbar. Der Ausschlag juckt nicht und verteilt sich über die Achseln, den Brustkorb und die Leisten bis über den ganzen Körper. Lediglich die Handinnenflächen und die Fußsohlen sind von dem Ausschlag nicht betroffen. Zudem sind die Wangen stark gerötet, während die Haut um den Mund herum blass ist. Tritt die Scharlach-Infektion zum wiederholten Mal auf, kann es vorkommen, dass der Hautausschlag ausbleibt.

Nach etwa sechs bis neun Tagen verschwindet der Ausschlag wieder und auch die anderen Krankheitsanzeichen klingen ab. Einige Tage später beginnt sich die Haut vor allem an den Handinnenflächen und den Fußsohlen zu schälen. Dies fühlt sich für den Betroffenen zwar unangenehm an, ist aber nicht gesundheitsschädlich. Die Schuppung der Haut kann sechs bis acht Wochen lang anhalten.

Häufig treten nicht alle Symptome gleichzeitig auf, bei einigen Menschen verläuft die Krankheit auch ohne Fieber oder Ausschlag. Vor allem bei älteren Betroffenen zeigen sich oftmals nicht alle typischen Scharlach-Symptome, sodass die Krankheit bei Erwachsenen leicht übersehen wird.

Symptome im Überblick

Plötzlich auftretendes allgemeines Unwohlsein, Plötzlich eintretendes hohes Fieber, eventuell mit Schüttelfrost, Halsschmerzen, starke Beschwerden beim Schlucken, verstärkter Speichelfluss möglich, Kopf- und Gliederschmerzen, Übelkeit bis hin zum Erbrechen, Bauchschmerzen und Durchfall (vor allem bei Kleinkindern), Geröteter Gaumen und Rachen, Geschwollene Lymphknoten, Geschwollene Mandeln mit weißem Belag, Zunächst weißlicher Belag auf der Zunge, nach drei bis vier Tagen gerötete Zunge (Himbeerzunge), Hautausschlag (rot und stecknadelgroß), ab der zweiten Krankheitswoche Schuppung der Haut (vor allem an Händen und Füßen)

Medizinische Erläuterungen

Bei Scharlach, auch Scharlatina genannt, handelt es sich um eine sehr ansteckende Infektionskrankheit, an der vor allem Kinder im Alter zwischen drei und neun Jahren erkranken. Daher gilt Scharlach als klassische Kinderkrankheit und zählt zu den häufigsten bakteriellen Infektionskrankheiten dieser Altersgruppe. Doch auch Erwachsene können an Scharlach erkranken. In den Wintermonaten tritt die Krankheit am häufigsten auf.

Scharlach wird durch Bakterien, die sogenannten A-Streptokokken (Streptococcus pyogenes) verursacht. Diese weltweit vorkommenden Bakterien setzen sich überwiegend an der Schleimhaut im Mund-Rachen-Raum fest und führen in den meisten Fällen zu einer Hals- bzw. Mandelentzündung oder auch zu Hauterkrankungen wie Wundrose oder Borkenflechte. Sind sie zusätzlich mit einem bestimmten Virus infiziert, bilden die Bakterienstämme einen Giftstoff (Toxin), welcher für die typischen Scharlach-Symptome wie den Hautausschlag verantwortlich ist.

Wer die Erkrankung überstanden hat, ist von da an vor dem jeweiligen Giftstoff des Erregers geschützt. Dennoch kann eine Person mehrmals an Scharlach erkranken, da die Bakterien unterschiedliche Giftstoffe (Scharlach-Toxine) bilden. Pro Jahr erkranken etwa 5 von 1000 Kindern an Scharlach.

Auch eine Immunität gegen das Scharlach-Toxin schützt nicht vor der durch die Bakterien hervorgerufenen Entzündung, sondern nur vor dem Ausschlag auf der Haut und den Schleimhäuten, für die das Toxin verantwortlich ist.

Scharlach tritt weltweit auf und wurde vermutlich im neunten Jahrhundert nach Europa eingeschleppt. Vor allem im 19. Jahrhundert brachte die Krankheit viele Todesopfer mit sich, da sie zu dieser Zeit noch nicht mit Antibiotikum behandelt wurde. Dank des Antibiotikums galt die Krankheit in den 1940er-Jahren als beinahe ausgerottet. Seit 2016 ist allerdings wieder ein deutlicher Anstieg an Infektionen mit Scharlach erkennbar. Die Erkrankungsrate ist um mehr als das Fünffache wieder angestiegen. Ein englisches Forschungsteam der University of Queensland hat die Gründe für den weltweiten Anstieg an Infektionsfällen näher untersucht. Als Ursache konnten die Forscher einen neuen Stamm der A-Streptokokken ausmachen.

Dieser Stamm wurde von Viren infiziert und hat sich somit verändert. Dies hat zur Folge, dass das veränderte Bakterium infektiöser und aggressiver ist als zuvor und zudem auch gegen viele Arten von Antibiotika resistent ist, wodurch sich weltweit wieder mehr Menschen mit Scharlach infizieren.

Ansteckung mit Scharlach

Die Inkubationszeit der Krankheit, also die Zeit zwischen der Ansteckung und dem Ausbruch der Erkrankung, liegt in der Regel bei zwei bis vier Tagen.

Scharlach ist hochansteckend. Jede fünfte bis zehnte Person trägt die Scharlach-Erreger in sich, ohne selbst daran erkrankt zu sein. Diese Personen können aber dennoch andere mit der Krankheit anstecken. Die Scharlach-Bakterien befinden sich im Speichel und die Ansteckung an Scharlach erfolgt in den meisten Fällen über die Tröpfcheninfektion. Beim Husten, Niesen oder Sprechen wird der Speichel in winzigen Tröpfchen an die Umgebungsluft abgegeben. Menschen, die sich in der Nähe befinden und diese Tröpfchen einatmen, können sich so an Scharlach anstecken. Daher infizieren sich häufig mehrere Familienmitglieder oder zahlreiche Kinder in Kindergärten und Schulen.

In seltenen Fällen kann die Ansteckung auch über Eiter, andere Körperflüssigkeiten sowie kontaminierte Gegenstände oder Lebensmittel erfolgen. Halten sich Erkrankte beispielsweise beim Niesen oder Husten die Hand vor den Mund, gelangen die Bakterien in Form von winzigen Tröpfchen auf die Handflächen. Vor dort aus können sie auf Gegenstände oder Lebensmittel übertragen werden. Fasst nun eine andere Person die kontaminierten Gegenstände an und greift sich anschließend mit der Hand an den Mund oder die Nase, kann es ebenfalls zu einer Ansteckung mit Scharlach kommen. In diesem Fall findet die Ansteckung nicht über die Tröpfcheninfektion, sondern über die sogenannte Schmierinfektion statt.

Ohne die Einnahme von Antibiotika sind Erkrankte bis zu drei Wochen nach Ausbruch der Krankheit ansteckend. Wird Scharlach hingegen mit Antibiotika behandelt, besteht bereits 24 Stunden nach der ersten Einnahme keine Ansteckungsgefahr mehr.

Was sind Streptokokken?

Auslöser einer Scharlach-Erkrankung sind die Bakterien Streptococcus pyogenes, welche zu den Streptokokken der Lancefield-Gruppe A gehören. Die Lancefield-Klassifikation ist ein Einteilungsverfahren für Streptokokken. Es gibt rund 80 verschiedene Typen dieser Streptokokken-Art. Bei Streptokokken handelt es sich um sogenannte grampositive Bakterien, die sowohl in sauerstoffhaltiger als auch in sauerstoffloser Umgebung überleben können.

Durch Gärung gewinnen sie ihre Lebensenergie. Streptokokken sind kugelförmig und ordnen sich in Ketten oder Paaren an. In der Regel sind

Streptokokken unbeweglich und bilden keine Sporen. Es gibt unterschiedliche Stämme von Streptokokken, von denen die meisten harmlos sind und regulär in bzw. auf dem menschlichen Körper leben. Überwiegend siedeln sich die Bakterien im Mund- und Rachenraum, dem Darm sowie der Vagina an.

Durch einige der Stämme oder auch eine starke Vermehrung können Streptokokken Krankheiten auslösen. Zu den häufigsten durch Streptokokken ausgelösten Krankheiten gehören Lungenentzündungen, Angina und Scharlach. Im schlimmsten Fall kann eine Infektion mit Streptokokken zu einer Blutvergiftung führen.

Arten von Streptokokken

Streptokokken werden je nach ihren unterschiedlichen chemischen Bestandteilen und ihrer Erscheinungsform in Laborkulturen in verschiedene Gruppen eingeteilt. Jede der Gruppen kann bestimmte Infektionen auslösen.

A-Streptokokken (Streptococcus pyogenes) Streptokokken der Gruppe A lösen häufig akute Infektionen der oberen Atemwege aus, wie beispielsweise Rachen-, Mandel-, Mittelohr- und Nasenebenhöhlenentzündungen. Auch die Kinderkrankheit Scharlach sowie Hautgewebeinfektionen sind auf eine Infektion mit

Streptokokken der Gruppe A zurückzuführen. A-Streptokokken verbreiten sich durch die Tröpfcheninfektion oder den Kontakt mit infizierten Wunden sowie Hautgeschwüren.

B-Streptokokken (Streptococcus agalactiae) Streptokokken der Gruppe B sind Auslöser für verschiedene Erkrankungen, wie beispielsweise Neugeborenensepsis, Wundinfektionen, Harnwegsinfektionen und Blutvergiftung. Vor allem abwehrgeschwächte Menschen und Neugeborene haben ein erhöhtes Risiko an Krankheiten, die durch B-Streptokokken ausgelöst werden, zu erkranken. In der Schwangerschaft stellen die Streptokokken ein besonderes Risiko dar, denn das Baby könnte sich während der Geburt bei der Mutter anstecken und im schlimmsten Fall an einer Neugeborenensepsis oder Hirnhautentzündung erkranken. Daher wird Schwangeren zwischen der 35. Und 37. Schwangerschaftswoche empfohlen, durch einen Abstrich festzustellen, ob sich in der Scheide oder im Anus B-Streptokokken angesiedelt haben.

Viridans-Streptokokken
Bei der Gruppe der Viridans-Streptokokken handelt es sich um eine Sammelkategorie, unter die verschiedene Streptokokken-Arten fallen. Diese Arten haben alle das „vergrünende" Wachstum aus Blutagar gemeinsam. Die Viridans-Streptokokken sind Teil der natürlichen Flora der Mund-Nasen-

Rachenschleimhäute. Infektionen durch diese Streptokokken treten nur unter besonderen Bedingungen auf. So können sie vor allem bei Menschen mit Zahnfleischentzündungen in die Blutbahn eindringen und die Herzklappen infizieren.

Pneumokokken (Streptococcus pneumoniae) Pneumokokken besiedeln die Schleimhäute im Nasen-Rachen-Raum und finden sich bei fast der Hälfte aller gesunden Menschen in den Atemwegen. Durch ein intaktes Immunsystem werden sie allerdings unter Kontrolle gehalten, sodass sie in den meisten Fällen unbemerkt bleiben. Bei Menschen mit geschwächtem Immunsystem können sich die Pneumokokken unkontrolliert ausbreiten und eine schwere Form der Lungenentzündung mit sich bringen. Besonders gefährdet sind Säuglinge, Kleinkinder, ältere sowie abwehrgeschwächte Personen. Gegen Pneumokokken gibt es eine Impfung.

Enterokokken

Enterokokken zählten früher zu Streptokokken der Gruppe D, inzwischen gelten sie allerdings als eigene Bakteriengattung. Enterokokken sind ein Teil der normalen Darmflora und führen bei gesunden Menschen nur selten zu Krankheiten. Sie können aber unter anderem Blasenentzündungen hervorrufen.

Hautausschläge bei Scharlach

Am ersten oder zweiten Tag der Erkrankung entwickelt sich der für Scharlach typische Hautausschlag (Exanthem). Hierbei handelt es sich um kleine, rote Punkte, die etwa die Größe eines Stecknadelkopfes haben und leicht von der Hautoberfläche abstehen. Streicht man über die Punkte, bildet sich kurzzeitig ein weißer Streifen (Demographismus albus). Der Ausschlag fühlt sich rau an, juckt aber in der Regel kaum bis gar nicht. In den meisten Fällen beginnt der Ausschlag im Bereich der Leisten und den Achseln und breitet sich im weiteren Verlauf über fast den ganzen Körper aus. Die Handinnenflächen, die Fußsohlen und das Mund-Kinn-Dreieck bleiben vom Ausschlag verschont. Oft wird der Ausschlag zuerst im Gesicht wahrgenommen. Im Mund tritt ebenfalls häufig ein Ausschlag auf, von dem der weiche Gaumen betroffen ist und auch die Zunge, welche dadurch die typische Himbeerfarbe annimmt.

Im weiteren Verlauf kann sich der Ausschlag auch auf dem gesamten Kopf und auf dem Hals ausbreiten. In der Regel unterscheidet sich der Scharlach-Ausschlag von den Ausschlägen bei Masern oder Röteln, sodass die Krankheiten anhand des Ausschlags auseinandergehalten werden können. Im Gegensatz zu den anderen Erkrankungen mit einem typischen Ausschlag juckt der durch Scharlach bedingte Hautausschlag in der

Regel nicht. Findet eine erneute Ansteckung an Scharlach statt, kann es vorkommen, dass der Ausschlag ausbleibt.

Nach etwa einer Woche verblassen die Punkte wieder. Der Ausschlag lässt in den meisten Fällen kurz bevor das Fieber sinkt nach. In der zweiten bis zur vierten Krankheitswoche beginnt die Haut sich zu schuppen, vor allem an den Handinnenflächen und Fußsohlen. Während dieser Zeit kann es zu Jucken der Haut kommen. Der Hautausschlag sieht zwar schlimm aus, bringt aber keine Schmerzen und auch keinen Juckreiz mit sich, sodass er harmlos ist und eine Salbe in den meisten Fällen nicht notwendig ist. Der Ausschlag wird behandelt, indem die Scharlach-Erkrankung selbst behandelt wird. Durch die Einnahme von dem Antibiotikum wird die Krankheitsdauer und somit auch die Symptome verkürzt.

Allerdings verschwindet der Ausschlag nach der Einnahme des Antibiotikums nicht sofort. Es dauert eine Zeit lang, bis die Gifte aus dem Körper abgebaut sind und die Reaktion des Immunsystems abklingt. In der Regel beginnen sich die Symptome nach 48 Stunden zu bessern.

Ist die Haut durch den Hautausschlag gereizt, kann zusätzlich eine lindernde und rückfettende Creme aufgetragen werden.

Der Hautausschlag wird durch die Toxine, also die Giftstoffe der Scharlach-Erreger verursacht. Das Immunsystem erkennt diese Gifte, wodurch der Ausschlag als äußeres Anzeichen für die Aktivierung des Immunsystems entsteht.
Bei Erwachsenen verläuft eine Scharlach-Erkrankung häufig ohne den typischen Hautausschlag, wodurch es schwieriger ist die Krankheit als Scharlach zu identifizieren.

Drohende Komplikationen

Durch die Einnahme von Antibiotika kommt es nur in seltenen Fällen zu Komplikationen; der Großteil aller Erkrankten trägt keine bleibenden Schäden durch Scharlach davon. Bleibt die Krankheit jedoch unbehandelt, kann sie einen schweren Verlauf mit sich bringen. Bei Erwachsenen nimmt Scharlach häufiger einen gefährlichen Verlauf an als bei Kindern.

Eine mögliche Komplikation kann auftreten, wenn die Erreger in die Blutbahn gelangen und so andere Organe infizieren. Dies passiert allerdings nur in sehr seltenen Fällen. In solch einem Fall kann es zu Entzündungen des Mittelohrs, der Nebenhöhlen oder sehr selten auch der Lungen oder Herzmuskeln kommen.

Eine eitrige Mittelohrentzündung kann, sofern die Scharlach-Erkrankung nicht behandelt wird, zu einer Schwerhörigkeit führen. Eine eitrige Mandelentzündung ist ebenfalls möglich. Ein geringes Risiko besteht auch in einer ausgeprägten Vereiterung des Rachens, welche eine Blutvergiftung zur Folge hat. Diese beginnt mit hohem Fieber, Erbrechen und Durchfall. Auch eine Bewusstseinstrübung und schwere Herzschädigung können durch die Blutvergiftung auftreten. Eine Blutvergiftung tritt nur selten auf, endet aber in 30 % der Fälle tödlich, weshalb eine schnelle Diagnose und Behandlung nötig sind. Wird Scharlach nicht behandelt, kommt es häufig ein bis fünf Wochen nach Beginn der Erkrankung zu dem sogenannten rheumatischen Fieber. Davon ist etwa einer von 5.000 an Scharlach Erkrankten betroffen. Beim rheumatischen Fieber richten sich die Antikörper, die vom Immunsystem gegen die Scharlach-Erreger gebildet wurden, gegen körpereigenes Gewebe.

Dies kann eine Entzündung verschiedener Organsysteme nach sich ziehen. Betroffen davon können Gelenke, Herz, Gehirn und Haut sein. Auch eine Arthritis, welche vor allem die großen Gelenke betrifft, kann durch rheumatisches Fieber verursacht werden. Eine Poststreptokokken-Glomerulonephritis ist ebenfalls eine mögliche, durch Scharlach bedingte Komplikation.

Dabei wird die Nierenfunktion beeinträchtigt, was sich unter anderem durch dunklen, schäumenden Urin, eine nachlassende Urinproduktion sowie Wassereinlagerungen im Körper bemerkbar macht.

Ist die Konzentration der Scharlach-Toxine im Körper besonders hoch, kann es in seltenen Fällen, vor allem in der ersten Krankheitswoche, zu toxischen Komplikationen kommen.

Diese machen sich durch sehr hohes Fieber, Durchfall und Erbrechen bemerkbar. Besonders selten kommt es zu einem Streptokokken-bedingten toxischen Schocksyndrom, welches beispielsweise Blutungen der Schleimhäute, Krämpfe und Bewusstlosigkeit mit sich bringt. In knapp einem Drittel der Fälle endet dieses Schocksyndrom tödlich.
Zudem gibt es Hinweise dafür, dass eine Infektion mit Streptokokken der Gruppe A, wie sie bei Scharlach der Fall ist, zu neuropsychiatrischen Autoimmunerkrankungen wie dem Tourette-Syndrom führen kann.

Solch ein Zusammenhang ist besonders wahrscheinlich, wenn die Tic-Störung zeitnah mit der Infektion an Scharlach auftritt.
Heutzutage treten allerdings nur in seltenen Fällen schwere Folgen von Scharlach auf. Dies liegt zum einen an der Behandlung mit Antibiotika, aber auch an der besseren Versorgung allgemein. Früher gab es wesentlich mehr unterernährte Kinder, die dadurch einem deutlich höheren Risiko ausgesetzt waren, an den Folgen von Scharlach zu sterben.

Inzwischen steht uns das ganze Jahr über ausreichend Obst und Gemüse zur Verfügung, sodass genügend Vitamine zur Abwehr aufgenommen werden können und es kaum noch zu solchen schlimmen Verläufen der Scharlachinfektion kommt. Dennoch sollte eine Erkrankung an Scharlach nicht unterschätzt werden und es sollte bei Verdacht in jedem Fall ein Arzt aufgesucht werden.

Mögliche Komplikationen im Überblick

Eitrige Mandelentzündung
Eitrige Mittelohrentzündung (Otitis media) mit Schwerhörigkeit als Folge bei ausbleibender Behandlung.
Nasenebenhöhlenentzündung (Sinusitis).
Rheumatisches Fieber mit schweren Schäden der Herzklappen oder einer akuten Nierenentzündung als Folge.
Rheumatische Herzentzündung.
Hirnhautentzündung (Meningitis) mit Kopfschmerzen, Fieber, Übelkeit, Erbrechen und Lichtempfindlichkeit.
In seltenen Fällen Blutvergiftung (Sepsis) mit plötzlich hohem Fieber, Durchfall, Erbrechen, Bewusstseinsstörung sowie schwerer Herzschädigung.
In seltenen Fällen Lungenentzündung (Pneumonie).
In sehr seltenen Fällen Abszess der Gaumenmandeln (Peritonsillarabszess)
In sehr seltenen Fällen Streptokokken-bedingtes toxisches Schocksyndrom.

Diagnose von Scharlach

In den meisten Fällen erkennen Ärzte direkt anhand der charakteristischen Symptome, wie beispielsweise dem Hautausschlag, dass es sich bei der Erkrankung um Scharlach handelt. Um sicherzugehen, führt der Arzt ein Anamnese-Gespräch, bei dem er den Patienten nach weiteren Details wie beispielsweise dem Beginn des Fiebers befragt.

Anschließend kann eine körperliche Untersuchung erfolgen. Hierbei wird durch den Arzt geprüft, ob Rachen und Gaumenmandeln gerötet oder geschwollen sind. Zudem prüft er, ob die Lymphknoten angeschwollen sind. Liegt ein Hautausschlag vor, betrachtet der Arzt auch diesen genauer und befragt den Patienten danach, ob der Ausschlag juckt.

Sollte der Befund immer noch nicht ganz sicher sein, beispielsweise, wenn die Symptome nicht besonders typisch ausgeprägt sind, kann ein Antigennachweis Klarheit verschaffen. Für einen Scharlach-Schnelltest wird ein Abstrich aus der Rachenschleimhaut entnommen und auf Streptokokken untersucht. Das Ergebnis liegt bereits nach wenigen Minuten vor. Ein positives Ergebnis lässt mit hoher Wahrscheinlichkeit auf Scharlach schließen. Durch ein negatives

Testergebnis kann eine Erkrankung an Scharlach allerdings nicht ausgeschlossen werden. In diesem Fall können zusätzlich Bakterienkulturen angelegt werden. Bis ein Ergebnis daraus vorliegt, dauert es jedoch einige Zeit.

Ein weiteres diagnostisches Verfahren zum Nachweis von Scharlach ist der sogenannte Rumpel-Leede-Test. Hierbei wird mittels einer aufgepumpten Blutdruckmanschette das Blut im Arm des Patienten gestaut. Trägt der Patient die Scharlach-Erreger in sich, kommt es durch den erhöhten Blutdruck im Arm zu kleinen Einblutungen der Haut.

Bei Verdacht auf eine durch die Streptokokken bedingte Folgeerkrankung wie rheumatisches Fieber kann das Blut des Patienten auf Antikörper gegen den Scharlach-Erreger untersucht werden. Wann sollte ein Arzt aufgesucht werden? Eine Infektion mit Scharlach und auch der Verdacht darauf sollte immer ernst genommen werden. Daher sollte selbst bei einem Verdacht auf Scharlach sofort ein Arzt aufgesucht werden.

Auch wenn die Erkrankung und die Symptome auf den ersten Blick harmlos erscheinen und als gut erträglich wahrgenommen werden, kann die Krankheit ohne Behandlung schwere Folgen nach sich ziehen. Zudem ist Scharlach hoch ansteckend, sodass durch einen schnellen Gang zum Arzt das

Ansteckungsrisiko gesenkt werden kann. Durch die Behandlung mit Antibiotikum nimmt das Risiko einer Ansteckung für das Umfeld des Erkrankten nach ein bis drei Tagen ab und zudem sinkt auch das Risiko für Spätfolgen und Komplikationen.
Bei Kindern bis zum 18. Lebensjahr sollten Eltern bei Verdacht auf Scharlach bei ihrem Kind mit ihm zu einem Kinderarzt gehen. Diese sind mit der Erkrankung besonders vertraut, da Scharlach überwiegend im Kindesalter auftritt.

Erwachsene können zum Hausarzt gehen, die meisten dieser Ärzte verfügen ebenfalls über Fachwissen zu dieser Krankheit und haben die Möglichkeit einen Schnelltest durchzuführen. Auch der Gang zum Hals-Nasen-Ohren-Arzt ist möglich. Die Ärzte sind speziell auf diesen Bereich spezialisiert und können die bei Scharlach typischen Veränderungen der Zunge und des Mund- sowie Rachenraums schnell erkennen.

Allerdings ist es oft nicht möglich, kurzfristig einen Termin bei einem HNO-Arzt zu bekommen. In diesem Fall sollten Erkrankte nicht auf einen späteren Termin warten, sondern direkt zum Hausarzt gehen.

Scharlach bei Säuglingen

Bis zum sechsten Lebensmonat weisen Säuglinge in der Regel Antikörper der Mutter auf, sodass eine Ansteckung an Scharlach eher unwahrscheinlich ist. Erkrankt ein Säugling dennoch an Scharlach, reagiert es meistens jedoch wesentlich empfindlicher als andere Personengruppen. In Ausnahmefällen kann die Krankheit beim Baby aber auch harmlos verlaufen und unterscheidet sich dann kaum von einer Erkältung.

Babys können sich an Scharlach anstecken, wenn sie mit infizierten Personen in Kontakt kommen. Dies ist häufig der Fall, wenn beispielsweise ältere Geschwister an Scharlach erkrankt sind. Ab dem sechsten Lebensmonat entwickeln Säuglinge ihre eigene Immunabwehr und von diesem Zeitpunkt an können sich auch Säuglinge mit Scharlach infizieren.

Symptome beim Säugling

Zu Beginn der Scharlach-Erkrankung sieht es so aus, als wäre das Baby an einer schweren Erkältung erkrankt. Es bekommt Fieber, hat Halsschmerzen und Beschwerden beim Schlucken. Daher weinen die erkrankten Säuglinge vermehrt, verweigern die Nahrungsaufnahme und verlieren die Lust am Saugen. Zudem weisen die Babys häufig einen verstärkten Speichelfluss auf.

 Die Schleimhäute und die Lymphknoten schwellen an und es kann vorkommen, dass sich der Säugling übergeben muss. Schüttelfrost und Husten sind ebenfalls mögliche Symptome beim Säugling.

Einige Babys leiden auch unter Bauchschmerzen, welche sich durch eine verhärtete oder aufgeblähte Bauchdecke bemerkbar machen. Auch bei Säuglingen zeigen sich die typischen Scharlach-Symptome: Die Zunge ist zunächst weiß belegt und wird im weiteren Verlauf himbeerrot.

Auch der Hautausschlag tritt auf und breitet sich über den gesamten Körper aus, nur die Handinnenflächen, die Fußsohlen und das Mund-Kinn-Dreieck bleiben ausgespart. Bei Säuglingen kommt es häufig vor, dass sich die betroffenen Hautstellen entzünden, da ihre Epidermis noch sehr zart ist.

Der Ausschlag kann unterschiedlich stark ausgeprägt sein. Während er bei einigen Babys sehr stark ist, fällt er bei anderen kaum auf. Nach einigen Tagen beginnt sich die Haut des Säuglings zu pellen.

Das Fieber kann im schlimmsten Fall zu einem Fieberkrampf führen, welcher sich durch unkontrollierte Muskelzuckungen bemerkbar macht. In diesem Fall sollte unbedingt ein Notarzt gerufen werden, da er unbehandelt zum Tod führen kann. Wird die Krankheit rechtzeitig behandelt, verläuft sie beim Säugling meist ohne größere Komplikationen. Unbehandelt kann sie allerdings zu einer Mittelohrentzündung und rheumatischem Fieber führen.

Behandlung von Scharlach bei Säuglingen Scharlach wird in der Regel mit Penicillin behandelt. Bei Säuglingen wird die Krankheit mit einem Antibiotikum in Form eines Saftes behandelt. Zusätzlich können Hausmittel verabreicht werden, um die Symptome zu lindern.

Kamillentee kann beispielsweise gegen den Husten und die Schluckbeschwerden eingesetzt werden. Damit der angestaute Schleim besser abgehustet werden kann, ist es hilfreich, wenn das Baby viel trinkt. Eine ausreichende Flüssigkeitszufuhr ist auch vor allem bei Durchfall oder Erbrechen notwendig, um das Baby vor Dehydrierung zu schützen. Gegen das Fieber kann bei Bedarf

zusätzlich ein fiebersenkendes Medikament verabreicht werden. Da es keine Impfung gegen Scharlach gibt, kann der Erkrankung kaum vorgebeugt werden. Eltern können nur versuchen das Baby nicht in Kontakt mit anderen erkrankten Personen zu bringen.
An Scharlach erkrankte Mütter können ihr Neugeborenes weiterhin stillen, denn die Scharlach-Bakterien können nicht über die Muttermilch übertragen werden.

Scharlach bei Kindern

Scharlach zählt wie Windpocken, Masern, Röteln und Ringelröteln zu den typischen Kinderkrankheiten. Das heißt, dass überwiegend Kinder an Scharlach erkranken. In den meisten Fällen tritt die Krankheit zwischen dem dritten und achten Lebensjahr auf. Ab einem Alter von zehn Jahren sinkt die Wahrscheinlichkeit an Scharlach zu erkranken, sie erlischt aber nie völlig. Scharlach wird durch Tröpfcheninfektion oder in seltenen Fällen durch Schmierinfektion übertragen und kommt daher oft in Gemeinschaftseinrichtungen wie Kindergärten oder Schulen vor, wo sich die Erreger unkontrolliert ausbreiten.

Symptome bei Kindern
Kinder zeigen ebenfalls die typischen Scharlach-Symptome. Die Krankheit beginnt mit Fieber und

Schüttelfrost sowie Kopf- und Halsschmerzen.
Auch Schluckbeschwerden treten auf. Die
Lymphknoten schwellen an und Gaumen,
Rachenraum und Mandeln sind entzündet. Kinder
leiden zusätzlich häufig noch an Bauchschmerzen
und Erbrechen. Im weiteren Verlauf färbt sich die
Zunge scharlachrot und der typische
Hautausschlag tritt auf. Nach etwa einer Woche
beginnt sich die Haut zu schuppen.
Wird die Krankheit nicht rechtzeitig behandelt,
können auch bei Kindern Spätfolgen wie eine
Lungenentzündung oder das rheumatische Fieber
eintreten. Behandlung von Scharlach bei Kindern
Scharlach wird auch bei Kindern mit Antibiotikum
behandelt. Wichtig ist, dass das Antibiotikum für die
vorgeschriebene Zeit, in der Regel zehn Tage lang,
eingenommen wird. Auch wenn das Kind keine
Symptome mehr zeigt, kann es bei vorzeitigem
Abbruch der Behandlung zu Rückfällen und
Spätfolgen kommen.

Neben der medikamentösen Behandlung sollte
zudem darauf geachtet werden, dass das Kind sich
schont und ausreichend trinkt. Bei
Schluckbeschwerden kann weiche Kost wie Suppe
oder Brei verabreicht werden. Gegen Fieber kann
ein fiebersenkendes Mittel gegeben werden. Hohes
Fieber kann zudem mit kühlenden Wadenwickeln
gelindert werden.

Wann dürfen Kinder wieder in den Kindergarten oder die Schule? Scharlach zählt laut dem Infektionsschutzgesetz zu den meldepflichtigen Krankheiten. Eltern müssen die Einrichtung also über die Erkrankung ihres Kindes informieren. Kinder und Jugendliche dürfen erst wieder in die Schule oder den Kindergarten, wenn sie nicht mehr ansteckend sind.

Mit der Einnahme von Antibiotikum ist dies in der Regel nach zwei Tagen der Fall. Ohne eine medikamentöse Behandlung dürfen die Kinder erst dann wieder in die Kita oder die Schule, wenn die Symptome vollständig abgeklungen sind, frühestens aber erst nach drei Wochen. Ist das Kind nicht mehr ansteckend, aber der Hautausschlag noch nicht vollständig abgeklungen, kommt es häufig vor, dass die Kindergärten oder Schulen verlangen, dass das Kind weiterhin zu Hause bleibt. In solch einem Fall kann der behandelnde Kinderarzt eine Unbedenklichkeitsbescheinigung ausstellen. Generell ist aber kein schriftliches ärztliches Attest notwendig.

Scharlach bei Erwachsenen

Scharlach gilt zwar als Kinderkrankheit, da die meisten aller Fälle bei Kindern auftreten, doch auch Erwachsene können daran erkranken. Pro Jahr gibt es in Deutschland rund 50.000 Scharlach-Fälle, von denen 25 % bei Erwachsenen auftreten. Während die Krankheit bei Kindern in der Regel harmlos verläuft, kann sie für Erwachsenen gefährliche Komplikationen und Spätfolgen nach sich ziehen. Vor allem ältere Personen und Menschen mit einem schwachen Immunsystem sind bei Infektionskrankheiten in besonderem Maße gefährdet. Durch das geschwächte Abwehrsystem können die Krankheitserreger besser in den Körper eindringen und nicht so gut bekämpft werden wie von einem gesunden Immunsystem.

Symptome bei Erwachsenen
Bei Erwachsenen verläuft Scharlach häufig in abgeschwächter Form. Die Symptome werden daher oft mit einer gewöhnlichen Mandelentzündung verwechselt. Die Patienten leiden unter starken Schluckbeschwerden und Halsschmerzen. Die Mandeln entzünden sich und die Lymphknoten am Hals schwellen möglicherweise an, wodurch es zu Schmerzen kommt. Meist kommt es zusätzlich zu plötzlich eintretendem hohem Fieber.

Die für Scharlach typischen Symptome wie die himbeerfarbene Zunge und der Hautausschlag bleiben bei Erwachsenen oft aus. Dies führt dazu, dass die Scharlach-Infektion bei Erwachsenen in vielen Fällen unerkannt bleibt und Betroffene auch erst spät einen Arzt aufsuchen. Dadurch kommt es bei den Patienten häufig zu Komplikationen und Spätfolgen.

Spätfolgen bei Erwachsenen

Wird die Scharlach-Infektion nicht oder erst zu spät erkannt, können Komplikationen und Spätfolgen die Folge sein. Scharlach zählt zu den Infektionen mit den meisten Folgeschäden und Komplikationen. Neben der Scharlach-Infektion können weitere Erkrankungen wie eine Lungen-, Mittelohr- oder Nasennebenhöhlenentzündung auftreten. Gelangen die Toxine der Scharlach-Erreger in die Blutbahn, kann es zum toxischen Schocksyndrom kommen, welches mit Fieber, Muskelschmerzen, Erbrechen und in schlimmen Fällen auch mit Organversagen einhergeht.

Das Syndrom tritt zwar nur selten auf, kann aber lebensgefährlich sein. Eine unbehandelte Scharlach-Erkrankung kann auch zum rheumatischen Fieber führen, wodurch sich verschiedene Organsysteme entzünden.

Durch das rheumatische Fieber kann eine Arthritis oder eine schwere Nierenentzündung entstehen. Eine Entzündung der Herzmuskulatur ist ebenfalls möglich. Diese kann die Leistung des Herzens stark beeinflussen, wodurch es zu ernsten und bleibenden Schäden am Herzen kommen kann.

Scharlach in der Schwangerschaft

In der Schwangerschaft können Infektionen weitreichende Folgen auf das ungeborene Kind und die Mutter haben. Das Immunsystem von schwangeren Frauen ist darauf konzentriert das ungeborene Kind zu schützen. Der Körper der werdenden Mutter ist dadurch geschwächt und anfälliger für Krankheiten. Kommt es zu einer Infektion, sind schwangere Frauen häufig in großer Sorge.

Eine Ansteckung mit Röteln beispielsweise kann zu Fehlbildungen beim Kind und auch zu einem Spontanabort führen. Eine Infektion mit Scharlach hingegen ist während der Schwangerschaft in der Regel unproblematisch. Voraussetzung ist allerdings, dass die Krankheit rechtzeitig erkannt wird. Andernfalls kann es zu den typischen Folgeerkrankungen und Komplikationen bei der Mutter kommen, wie beispielsweise dem rheumatischen Fieber.

Auf das ungeborene Kind hat eine Scharlach-Infektion der Mutter keine direkten Auswirkungen, allerdings kann Fieber bei der Mutter zu Risiken bei dem Kind führen und auch die Folgeerkrankungen können sich auf das Kind auswirken. Daher sollten sich schwangere Frauen von Personen, die an Scharlach erkrankt oder bei denen der Verdacht auf eine Scharlachinfektion besteht, möglichst fernhalten.

Bei Schwangeren treten dieselben Krankheitssymptome von Scharlach auf, wie auch bei anderen Erwachsenen. So kommt es beim Patienten in der Regel zu Fieber sowie einer Rachen- und Mandelentzündung. Die Scharlach-Symptome stellen für die Schwangere und ihr ungeborenes Kind kein erhöhtes Risiko dar. Scharlach an sich führt in der Schwangerschaft weder zu Fehlbildungen beim Kind noch zu einem erhöhten Risiko für Fehlgeburten. Mögliche Risiken treten erst auf, wenn die Krankheit zu spät erkannt und nicht rechtzeitig behandelt wird und es zu Komplikationen und Spätfolgen kommt.

Eine unbehandelte Scharlach-Infektion kann bei der Mutter zu Entzündungen der Lungen, Nieren und Herzmuskeln führen, wodurch der Stoffwechselprozess der Schwangeren beeinträchtigt wird. Dies kann dazu führen, dass das ungeborene Kind nicht ausreichend mit Sauerstoff und Nährstoffen versorgt wird, was beispielsweise Wachstumsstörungen zur Folge haben kann. Rheumatisches Fieber als Spätfolge von Scharlach kann eine gefährliche Reduzierung des Geburtsgewichts nach sich ziehen.

Damit keine Komplikationen und Spätfolgen durch die Scharlach-Erkrankung auftreten, die Mutter und Kind gefährden, ist es wichtig, dass die Erkrankung rechtzeitig erkannt und behandelt wird.
Vor allem während der ersten Schwangerschaftsmonate ist das ungeborene Kind anfällig für äußere Einflüsse.

Ein von der Mutter eingenommenes Antibiotikum gelangt selbst bei geringen Mengen bereits in den Blutkreislauf des Kindes und kann seine Entwicklung beeinflussen. Für die Behandlung von Scharlach wird in der Regel Penicillin eingesetzt. Dabei handelt es sich um eines der seltenen Antibiotika, welche auch während der Schwangerschaft und Stillzeit eingenommen werden dürfen.

Die Scharlach-Symptome klingen in der Regel zwei Tage nach Einnahme des Antibiotikums ab. Das Medikament sollte dennoch die vorgeschriebene Zeit von zehn Tagen eingenommen werden, damit auch das Risiko für Spätfolgen und Komplikationen sinkt.

Zusätzlich zu der Behandlung mit Antibiotikum sollte sich die werdende Mutter ausreichend Erholung und Bettruhe gönnen. Außerdem sollte

sie auf eine ausreichende Flüssigkeitszufuhr
achten. Gegen die Halsschmerzen sind warme
Halswickel hilfreich und bei Schluckbeschwerden
kann auf weiche oder flüssige Nahrung
zurückgegriffen werden.

Da es sich bei Scharlach um eine hoch
ansteckende Krankheit handelt, sollten
Schwangere versuchen die Ansteckungsgefahr so
weit wie möglich zu minimieren. Die meisten
Scharlach-Erkrankungen treten im Kindergarten
oder der Schule auf, da vor allem Kinder im Alter
zwischen drei und neun Jahren betroffen sind.
Daher sind Erzieherinnen, Lehrerinnen und andere
Beschäftige, die mit Kindern dieser Altersklasse
arbeiten, besonders gefährdet.

Sobald in der Einrichtung ein Fall von Scharlach
auftritt, wird für die die schwangere Mitarbeiterin ein
Beschäftigungsverbot ausgesprochen. Dies hält so
lange an, bis keine Ansteckungsgefahr mehr
vorliegt; in der Regel bis zu eine Woche nach dem
letzten Erkrankungsfall. Auch während der Zeit des
Beschäftigungsverbotes ist der Arbeitgeber
verpflichtet, weiterhin den regulären Lohn
auszuzahlen.

Therapie von Scharlach

Die Behandlung von Scharlach erfolgt mit einem Antibiotikum. Durch die Einnahme des Antibiotikums werden Komplikationen und Spätfolgen verhindert. Außerdem wird die Dauer der Ansteckungsgefahr verkürzt. Ohne eine Behandlung mit Antibiotikum ist Scharlach bis zu drei Wochen lang ansteckend, wohingegen der Patient nach der ersten Einnahme des Antibiotikums nur noch 24 Stunden lang ansteckend ist.

Auch der Krankheitsverlauf verkürzt sich durch die Einnahme des Antibiotikums erheblich. Bei dem Antibiotikum handelt es sich in der Regel um Penicillin. Zusätzlich zu der Einnahme des Antibiotikums können die Symptome behandelt werden. So können gegen Fieber fiebersenkende Medikamente wie beispielsweise Paracetamol eingenommen werden. Ist die Haut durch den Ausschlag gereizt, kann eine lindernde und rückfettende Creme Abhilfe schaffen.

So wird zudem die untere Hautschicht geschützt, wenn die typische Schuppung der Haut eintritt. Das Einhalten einer Bettruhe und die ausreichende Flüssigkeitsaufnahme sind bei der Therapie von Scharlach ebenfalls wichtig. Auch ohne die antibiotische Therapie kann Scharlach mit viel Ruhe und Schonung geheilt werden. Hierbei dauert die Krankheit allerdings wesentlich länger an und auch die Wahrscheinlichkeit für das Auftreten von Spätfolgen wie beispielsweise dem rheumatischen Fieber ist deutlich erhöht. Der Verlauf der Krankheit hängt stark von der Therapie ab. Während die Krankheit bei einer Behandlung mit Antibiotikum wesentlich schneller wieder abklingt, bleiben die Erkrankten ohne diese Therapie bis zu drei Wochen lang ansteckend und leiden lange an den Symptomen. Auch die Wahrscheinlichkeit für das Auftreten von Spätfolgen ist ohne die Einnahme von Antibiotikum wesentlich höher.

Einige Ärzte führen vier bis sechs Wochen nach dem Beginn der Scharlachinfektion ein EKG durch. Damit sollen mögliche Spätfolgen wie eine Herzmuskelentzündung frühzeitig erkannt und gegebenenfalls behandelt werden. Zudem kann zwei bis sechs Wochen nach Krankheitsbeginn auch eine Nachuntersuchung durch den Arzt mit einer Urinuntersuchung stattfinden, womit die Nierentätigkeit geprüft wird.

Hohe Ansteckungsgefahr

Scharlach gilt als hochansteckende Infektionskrankheit. Die Ansteckung erfolgt in den meisten Fällen durch Tröpfcheninfektion. In seltenen Fällen stecken sich Menschen über Eiter und andere Körperflüssigkeiten sowie über kontaminierte Gegenstände oder Lebensmittel an Scharlach an.

Die Übertragung durch die Tröpfcheninfektion kann auf zwei Arten erfolgen: Größere Tröpfchen mit einem Durchmesser von mehr als 5 µm fallen in der Luft schnell nach unten und werden somit nur auf kurze Distanz übertragen. Die Tröpfchen können sich allerdings auch auf Gegenständen und Lebensmitteln ablegen, wodurch es bei Berührung dieser zur Schmierinfektion kommen kann.

Kleine Tröpfchen mit einer Größe von unter 5 µm verbreiten sich über eine größere Distanz, wodurch sich Menschen in der Umgebung des Erkrankten an der Infektion anstecken können.
Durch die hohe Ansteckungsgefahr kommt es vor allem in Gemeinschaftseinrichtungen wie Schulen und Kindergärten zu einem Ausbruch der Krankheit, häufig in Form einer Krankheitswelle. In solchen Einrichtungen stehen Kinder beispielsweise beim gemeinsamen Spielen in engem körperlichem Kontakt zueinander, was eine Ansteckung begünstigt. Zudem nehmen Kleinkinder

das Spielzeug oder andere Gegenstände oftmals in den Mund. Sind diese mit Krankheitserregern versehen, können sich die Erreger auf diesem Wege schnell verbreiten. Ist ein Kind an Scharlach erkrankt, sollte es daher die Einrichtung erst dann wieder besuchen, wenn keine Ansteckungsgefahr mehr vorliegt.

Eltern, die in engem körperlichem Kontakt zu ihren erkrankten Kindern stehen, sind einem besonders hohen Ansteckungsrisiko ausgesetzt. Die Streptokokken befinden sich im Speichel der Kinder und werden durch Sprechen, Niesen und Husten in der Umgebung verteilt, von wo aus sie durch die Eltern eingeatmet werden können. Besonders hoch ist die Ansteckungsgefahr, wenn die Eltern beispielsweise dasselbe Besteck benutzen wie das erkrankte Kind.

Daher sollten Eltern im Krankheitsfall darauf achten, keine Gegenstände wie Besteck oder Gläser mit dem erkrankten Kind zu teilen. Ebenso ist bei Geschwistern darauf zu achten, dass diese kein Geschirr untereinander teilen und engen körperlichen Kontakt zueinander meiden.

Kommt es innerhalb einer Familie häufiger und in kurzen Abständen zu Scharlachinfektionen, besteht die Möglichkeit Familienmitglieder und enge Kontaktpersonen prophylaktisch mit einem Antibiotikum zu behandeln. Dies ist vor allem dann

sinnvoll, wenn die Personen schwere
Vorerkrankungen beispielsweise der Nieren
aufweisen. Scharlach ist weltweit verbreitet. Bis zur
Einführung von Antibiotika war Scharlach eine sehr
ernste Erkrankung, die vor allem im 19.
Jahrhundert als Epidemie im Umlauf war und viele
Todesopfer mit sich brachte.

 Heutzutage tritt Scharlach in einigen Regionen wie
beispielsweise in osteuropäischen
Schwellenländern wieder vermehrt auf. Dies liegt
unter anderem daran, dass einige der
Erregerstämme eine Resistenz gegen Penicillin
gebildet haben.

In Deutschland erkranken pro Jahr bis zu rund
50.000 Menschen an Scharlach. Die Dunkelziffer
wird allerdings wesentlich höher geschätzt. Dies
liegt zum einen daran, dass viele Infektionsträger
keine Symptome einer Erkrankung zeigen und zum
anderen kommt es vor allem bei Erwachsenen
häufig zu keiner eindeutigen Diagnose und die
Scharlachinfektion wird beispielsweise als
gewöhnliche Angina abgetan. Die meisten
Scharlach-Fälle treten in der kalten Jahreszeit
zwischen Oktober und März auf. In Städten tritt
Scharlach etwa vier- bis fünfmal häufiger auf als in
ländlichen Gegenden.

Die Inkubationszeit von Scharlach, also die Zeit nach Ansteckung bis zum Auftreten der Krankheitssymptome, beträgt zwei bis vier Tage. Innerhalb dieser Zeit zeigen die Betroffenen in der Regel noch keine Symptome, sind aber dennoch ansteckend. Da während dieser Zeit die Krankheit in der Regel noch unentdeckt bleibt, besteht zu diesem Zeitpunkt auch das größte Risiko einer Ansteckung.

Unbehandelt ist Scharlach bis zu drei Wochen ansteckend, nach der Einnahme eines Antibiotikums nur noch 24 Stunden. Zehn bis 20 Prozent der Bevölkerung tragen die Scharlach-Erreger dauerhaft in ihrem Rachenraum. Diese Personen verspüren keine Symptome und benötigen auch keine Behandlung, dennoch können sie die Streptokokken an andere Menschen verbreiten.

Die Scharlach-auslösende Streptokokken-Art bildet Toxine. Nach überstandener Infektion ist der Betroffene gegen das jeweilige Toxin immun. Allerdings gibt es verschiedene Toxine, die gebildet werden können. Eine Infektion mit einem Erreger, welcher ein anderes Toxin bildet, ist dennoch möglich. Somit kann sich eine Person mehrmals mit Scharlach infizieren.

Allgemeine Hinweise

Bei Verdacht auf Scharlach sollte in jedem Fall
schnellstmöglich ein Arzt aufgesucht werden; vor
allem, wenn die typischen Symptome wie die
Halsentzündung mit Fieber und einem
Hautausschlag auftreten.

Scharlach sollte mit einem Antibiotikum behandelt
werden, da somit die Ansteckungszeit verkürzt wird
und Komplikationen gemindert werden. Besonders
wichtig ist es, die empfohlene Einnahmedauer
einzuhalten, selbst wenn die Symptome bereits
abgeklungen sind. Andernfalls kann es zu
Rückfällen sowie Spätfolgen kommen.
Für die Dauer der Ansteckungszeit sollten
Erkrankte so wenig Kontakt zu anderen Personen
haben wie möglich.

Um die Ansteckungsgefahr für Familienmitglieder
und andere Personen aus dem Umfeld zu
reduzieren, sollten Erkrankte darauf achten ihre
Hände regelmäßig und gründlich mit Wasser und
Seife zu waschen.

Beim Niesen und Husten kann die
Ansteckungsgefahr vermindert werden, indem die
erkrankte Person Abstand zu anderen Menschen
hält oder sich dabei von diesen abwendet. Um eine
Ansteckung per Schmierinfektion zu vermeiden,

sollte nicht in die Handfläche geniest oder gehustet
werden, sondern in ein Taschentuch oder in die
Ellenbeuge. Benutzte Taschentücher sollten direkt
entsorgt werden.

An Scharlach erkrankte Kinder und Jugendliche
dürfen für die Dauer der Ansteckungszeit keine
Gemeinschaftseinrichtungen wie Schulen und
Kindergärten besuchen. Dies ist auch bei einem
Verdacht auf Scharlach der Fall. Eltern müssen die
Einrichtungen über die Erkrankung des Kindes
informieren. Gleiches gilt für Personen, die in den
Gemeinschaftseinrichtungen arbeiten wie
beispielsweise Erzieher und Lehrer.

Meldepflicht bei Scharlach

Gemäß dem Infektionsschutzgesetz besteht keine
bundesweite generelle Meldepflicht bei Scharlach.
In den Bundesländern Sachsen, Sachsen-Anhalt
und Thüringen ist die Erkrankung an Scharlach
sowie der Tod durch Scharlach allerdings
meldepflichtig. Leiter von
Gemeinschaftseinrichtungen sind nach dem
Infektionsschutzgesetz dazu verpflichtet das
zuständige Gesundheitsamt über das Auftreten
bestimmter Krankheiten und Infektionen in der
Einrichtung, bei denen die Gefahr der
Weiterverbreitung besteht, zu informieren. Gemäß
§ 34 Abs. 6 IfSG betrifft dies auch Scharlach,

Impetigo contagiosa sowie sonstige Streptococcus-pyogenes-Infektionen. Dies ist besonders wichtig, da es gegen Scharlach keine Impfung gibt und so der Ausbruch einer Epidemie verhindert werden soll.

Scharlach Verlauf

Tag 1: Die Scharlach-Erkrankung beginnt nach einer Inkubationszeit von zwei bis vier Tagen mit plötzlich auftretendem Fieber, Hals- und Kopfschmerzen sowie Schmerzen beim Schlucken. Bei Kindern kommt häufig noch Erbrechen hinzu.

Tag 2 bis 4: Das Fieber steigt weiter an. Der Scharlach-typische Hautausschlag tritt auf. Die Zunge ist zunächst weiß belegt und nimmt dann die typische himbeerfarbige Färbung an.

Tag 5 bis 7: Die Lymphknoten sind geschwollen und druckempfindlich. Das Gesicht ist gerötet, nur das Mund-Kinn-Dreieck bleibt davon ausgespart.

Ab Tag 7: Der Hautauschlag geht zurück und die Haut beginnt sich zu pellen. Das Abschuppen der Haut kann bis zu mehreren Wochen lang andauern.

Erscheinungsformen von Scharlach

Bei Scharlach wird zwischen drei Erscheinungsformen differenziert, welche sich in dem Krankheitsverlauf und der Stärke der Symptome unterscheiden:

Scarlatina simplex

Hierbei handelt es sich um einen unkomplizierten und milden Verlauf. Der Betroffene leidet nur in geringem Umfang unter Fieber. Unter Umständen entsteht der charakteristische Hautausschlag.

Scarlatina anginosa

Bei dieser Erscheinungsform leidet die Mehrheit der Betroffenen unter starken Halsbeschwerden. Der Rachenbereich ist entzündet und geschwollen. Der Hautausschlag ist entweder gar nicht oder nur kaum vorhanden. Nackenschmerzen sind ebenfalls möglich.

Scarlatina maligna

Tritt die Scharlach-Infektion in dieser Form auf, sind die Symptome deutlich ausgeprägter. Die Betroffenen leiden an stark ansteigendem Fieber und vergrößerten Lymphknoten. Der Rachen ist stark geschwollen. Der typische Hautausschlag ist nur spärlich vorhanden und in einigen der Fälle von Beginn bis zum Ende der Krankheit kaum sichtbar.

Die Krankheit kann in unterschiedlichen Schweregraden verlaufen. Einige Personen zeigen bereits wenige Tage nach der Behandlung keine Symptome mehr und fühlen sich gesund, wohingegen andere teilweise bis zu zwei Wochen lang unter den Symptomen leiden und sich ausruhen müssen.

Verläuft die Krankheit besonders schwer, sollte eine Nachkontrolle durch einen Arzt durchgeführt werden, damit eventuelle Entzündungen ausgeschlossen oder behandelt werden können.

Bei einer rechtzeitigen Einnahme von Antibiotikum verläuft die Scharlach-Erkrankung allerdings in der Regel harmlos und die Symptome klingen nach wenigen Tagen bereits ab. Nur in seltenen Fällen führt die Scharlach-Infektion zu einem schweren Krankheitsverlauf, bei dem auch gravierende Spätfolgen möglich sind.

Keine Immunität

Scharlach wird durch Streptokokken der Gruppe A ausgelöst. Ist eine Person an Scharlach erkrankt, ist sie ihr Leben lang gegen den Erreger immun, mit dem sie sich mit Scharlach infiziert hat. Allerdings gibt es mehr als 100 verschiedene Streptokokken-Bakterien. Die Immunität bezieht sich nur auf den einen Typen, von dem der Patient betroffen war. Mit allen anderen Bakterientypen der A-Streptokokken kann sich die Person jederzeit wieder an Scharlach anstecken. Somit besteht keine Immunität gegen die Krankheit Scharlach an sich.
Aufgrund der Tatsache, dass es so viele verschiedene Streptokokken-Bakterien gibt den Scharlach auslösen können, konnte bislang auch noch kein Impfstoff gegen die Krankheit entwickelt werden. Einige Menschen tragen die Streptokokken allerdings in sich, ohne Symptome zu zeigen. Das Immunsystem hält die Erreger erfolgreich zurück, sodass die Infektion nicht ausbrechen kann. Diese Personen können aber dennoch andere mit Scharlach anstecken.

Vorbeugung einer Scharlachinfektion
Auch wenn es keine Immunität gegen die Scharlachinfektion gibt, kann man einige Dinge beachten, um eine Scharlach-Erkrankung vorzubeugen. Ist bekannt, dass eine Person aus dem Umfeld an Scharlach erkrankt ist, sollte der

Kontakt zu dieser so lange gemieden werden, bis die Person nicht mehr ansteckend ist. Dies ist in der Regel bei einer Therapie mit Antibiotika 24 Stunden nach der ersten Einnahme der Fall. Um eine Schmierinfektion zu vermeiden, sollten die Hände regelmäßig und gründlich mit Wasser und Seife gewaschen werden.
Ist ein Familienmitglied an Scharlach erkrankt, ist in der Regel eine vorbeugende Behandlung mit Antibiotikum für die weiteren Mitglieder der Familie und andere Kontaktpersonen nicht notwendig. Eine Ausnahme stellen besonders gefährdete Personen mit schweren Vorerkrankungen oder einer Abwehrschwäche dar.

Bei ihnen kann eine vorbeugende Behandlung sinnvoll sein.
Grundsätzlich hilft es zur Vorbeugung gegen Scharlach und auch gegen andere Erkrankungen die eigene Abwehr zu stärken. Dafür sollte auf eine ausgewogene Ernährung mit viel Obst und Gemüse geachtet werden. Auch regelmäßige Bewegung an der frischen Luft, Saunagänge und Wechselduschen tragen dazu bei das Immunsystem zu stärken.

Erkrankte können selbst dazu beitragen Scharlach bei anderen vorzubeugen. Dafür sollten sie beim Husten und Niesen Abstand zu anderen Personen halten oder sich von ihnen abwenden. Sie sollten nicht in die Handfläche niesen, da so die Erreger auf Gegenständen und Türgriffen landen können, wodurch es zu einer Schmierinfektion kommt. Stattdessen empfiehlt es sich in ein Taschentuch oder in die Ellenbeuge zu husten und zu niesen.

Benutzte Taschentücher sollten direkt entsorgt werden. Zudem können Erkrankte eine Ausbreitung der Scharlachinfektion vorbeugen, indem sie bei den ersten Symptomen direkt zum Arzt gehen und zur Behandlung Antibiotika einnehmen. An Scharlach erkrankte Kinder sollten, so lange sie noch ansteckend sind, auf keinen Fall Gemeinschaftseinrichtungen wie die Schule oder den Kindergarten besuchen, da sie dort schnell noch weitere Kinder anstecken und es zu einer Krankheitswelle von Scharlach kommt.

Scharlach Schnelltest

Reichen die Symptome für eine Diagnose nicht aus, kann ein Schnelltest Klarheit verschaffen. Für den Scharlach-Schnelltest entnimmt der Arzt mit einem kleinen Stäbchen einen Abstrich aus der Rachenschleimhaut des Patienten. Dieser wird auf Streptokokken untersucht. Das Ergebnis ist bereits nach wenigen Minuten sichtbar.

Diese Scharlach Schnelltests sind allerdings nicht zu 100 % zuverlässig. Es besteht die Möglichkeit, dass der Test ein negatives Ergebnis zeigt, der Patient aber dennoch an Scharlach erkrankt ist.

Dies kann zum Beispiel vorkommen, wenn die Konzentration der Bakterien auf dem Abstrich unterhalb der Nachweisgrenze des Tests liegt.

Ist das Ergebnis negativ und besteht aber dennoch die Vermutung, dass eine Scharlach-Infektion vorliegen könnte, kann der Rachenabstrich in ein Labor geschickt werden, wo eine Bakterienkultur angelegt wird. In seltenen Fällen ist es auch schon vorgekommen, dass der Test ein positives Ergebnis angezeigt hat, obwohl der Patient nicht mit den A-Streptokokken, sondern mit einem anderen Streptokokken Stamm infiziert war.

Damit der Schnelltest die Bakterien nachweisen kann, müssen diese zunächst den Rachenraum besiedeln. Daher liefert der Test erst ein eindeutigeres Ergebnis, wenn bereits Symptome vorliegen.

Scharlach Schnelltest für zu Hause

Im Grunde können Patienten den Test auch selbst durchführen. Den Scharlachschnelltest können Betroffene in der Apotheke erwerben. Die Tests sind nicht rezeptpflichtig. Auch im Internet werden Scharlachschnelltests angeboten. Bei der Wahl des Anbieters sollten Betroffene allerdings vorsichtig sein.

Es empfiehlt sich auf einen Test von der Apotheke zurückzugreifen, denn die Apotheken dürfen nur geprüfte und zugelassene Tests verkaufen.

Eine Packung mit zehn Teststreifen ist sowohl in der Apotheke als auch im Internet für etwa fünfzehn bis zwanzig Euro erhältlich. Die Kosten für einen selbst gekauften Test, egal ob im Internet oder in der Apotheke, werden in der Regel nicht von der Krankenkasse übernommen. Anders sieht es aus, wenn der Arzt den Text durchführt. In diesem Fall werden die Kosten von der Krankenkasse übernommen, da der Test von dem Arzt als medizinisch notwendig eingestuft wurde.

Bei dem Schnelltest für zu Hause handelt es sich um den gleichen, welcher auch von Ärzten verwendet wird. In der Testgenauigkeit gibt es keinen Unterschied. Allerdings ist es wichtig, den Test sorgfältig und der Anweisung entsprechend durchzuführen. Zudem hat der Arzt zusätzlich noch die Möglichkeit weitere Tests durchzuführen und beispielsweise eine Bakterienkultur anzulegen. Im Falle einer Scharlach-Infektion ist für die weitere Behandlung mit einem Antibiotikum der Arztbesuch unerlässlich, auch wenn der Scharlach-Test selbst durchgeführt wurde.

Durchführung des Schnelltests

Der Test besteht in der Regel aus einem steril verpackten Teststäbchen und einer Flüssigkeit, in die das Stäbchen nach dem Abstrich eingetaucht wird. Bei einigen Tests besteht die Flüssigkeit aus mehreren Komponenten, welche vor der Nutzung noch miteinander vermischt werden müssen. In diesem Fall müssen die Mengenangaben in der Packungsbeilage genau beachtet werden. Die Flüssigkeit wird bereitgestellt. Anschließend wird der Rachenabstrich vorgenommen.

Dabei ist es wichtig, dass das Stäbchen weit genug eingeführt wird, damit auch tiefe Stellen des Rachens erreicht werden. Sind die Mandeln besonders auffällig und geschwollen, ist es sinnvoll auch von dort einen Abstrich zu nehmen. Anschließend wird das Stäbchen über einen festgelegten Zeitraum (in der Regel für einige Minuten) in die Flüssigkeit gestellt. Ist der Test positiv, verfärbt sich die Flüssigkeit. Bei einigen Tests muss das Stäbchen oder die Flüssigkeit zusätzlich auf einen weiteren Teststreifen gegeben werden. Das Testergebnis kann bereits nach einigen Minuten abgelesen werden.

Behandlung mit Antibiotika

Die Behandlung von Scharlach erfolgt in der Regel mit einem Antibiotikum, da dadurch der Krankheitsverlauf und auch die Ansteckungsdauer wesentlich verkürzt werden. Zudem ist die Wahrscheinlichkeit für das Auftreten von Spätfolgen und Komplikationen durch die Einnahme eines Antibiotikums erheblich verringert. Bei dem Antibiotikum handelt es sich um ein sogenanntes -Lactam-Antibiotikum.

Dazu zählen Penicillin, Amoxicillin, Ampicillin und Cephalosporin. In den meisten Fällen wird für die Behandlung von Scharlach Penicillin verwendet. Besteht eine Allergie des Patienten gegen Penicillin, wird stattdessen ein anderes Antibiotikum verabreicht.

Dafür eignen sich zum Beispiel Erythromycin oder Cephalosporin. Die Verabreichung erfolgt entweder als Tablette (oral) oder als Spritze (parenteral). Die Therapie mit dem Antibiotikum muss zehn Tage lang durchgeführt werden, da es andernfalls zu Rückfällen, Komplikationen sowie Spätfolgen kommen kann.

Dabei sollte das Medikament möglichst täglich zu festen Zeiten eingenommen werden. Das Antibiotikum ist das einzige Medikament, mit dem der typische Hautausschlag erheblich beeinflusst werden kann.

Bei Kindern kann auch eine verkürzte Scharlach-Behandlung über fünf Tage mit Cephalosporin erfolgen.

Ist der Krankheitsverlauf besonders schwer, weil beispielsweise eine Blutvergiftung (Sepsis) vorliegt, wird zusätzlich zur Penicillin-Spritze die Verabreichung des Antibiotikums Clindamycin empfohlen.

Während der kompletten Dauer der Einnahme des Antibiotikums sollten Erkrankte auf Sport verzichten. Die Bakterien sind innerhalb dieser Zeit noch im Körper, selbst wenn keine Symptome mehr vorhanden sind. Durch die körperliche Betätigung kann es zu einer Überlastung des Herz-Kreislaufsystems kommen. Dies kann Spätschäden wie beispielsweise eine Herzmuskelentzündung zur Folge haben. Daher sollten Erkrankte während der gesamten Behandlungszeit ihrem Körper möglichst viel Ruhe gönnen und anschließend nur langsam wieder mit dem Sport beginnen.

Bei einigen Patienten kann als Spätfolge der Scharlach-Erkrankung das rheumatische Fieber eintreten. In diesem Fall besteht für die Betroffenen ein erhöhtes Risiko sich erneut mit den A-Streptokokken zu infizieren. Diese Rückfälle können einen deutlich schwereren Krankheitsverlauf einnehmen. Um diesen Rückfällen vorzubeugen, wird bei rheumatischem Fieber eine längere Behandlung mit Penicillin empfohlen, welche bis zu fünf Jahre andauern kann.

Homöopathische Mittel

Homöopathische Mittel und die Phytotherapie (Pflanzenheilkunde) können zusätzlich zur schulmedizinischen antibiotischen Therapie verwendet werden, um Scharlach zu behandeln. Antibiotika können sich negativ auf die Abwehr und den Darm auswirken. Zudem besteht die Gefahr, dass sich bei häufiger Nutzung eines Medikaments Resistenzen gegen den Wirkstoff entwickeln. Aus diesen Gründen bevorzugen Patienten und auch Eltern für ihre Kinder häufig die homöopathische Therapie sowie die Pflanzenheilkunde und Hausmittel.
Die schulmedizinische Therapie nutzt für die Behandlung von Scharlach Antibiotika. Durch die Medikamente überwindet der Patient die Scharlach-Erkrankung relativ schnell und Spätfolgen werden verhindert. Die Erkrankung wird unterdrückt, jedoch findet keine direkte Unterstützung des Heilungsprozesses durch das Antibiotikum statt.

Durch die homöopathische und naturheilkundliche Therapie wird die Krankheit nicht unterdrückt, stattdessen setzen diese Therapieformen darauf, die Abwehr des Körpers zu unterstützen.
Es gibt jedoch derzeit keine wissenschaftlichen Beweise für die Wirksamkeit von Globuli und der Phytotherapie bei Scharlach.

Aufgrund der möglichen schweren Folgen und Komplikationen bei unzureichender Therapie, behandeln Heilpraktiker keine an Scharlach erkrankten Patienten. Allerdings verfügen auch viele Schulmediziner über Kenntnisse in der alternativen Medizin, mit denen die Scharlach-Erkrankung zusätzlich zur antibiotischen Therapie behandelt werden kann.

Geeignete Homöopathische Mittel

Der bekannte Wirkstoff Belladonna gilt als klassisches Mittel zur homöopathischen Behandlung von Scharlach. Das Mittel wird aus der schwarzen Tollkirsche gewonnen und wird bereits seit dem 18. Jahrhundert verwendet. Es kommt bei Scharlach bei den typischen Symptomen wie hohem Fieber, dem Hautausschlag und der Himbeerzunge zum Einsatz. Leidet der Patient zusätzlich unter Übelkeit, empfiehlt sich eine

Kombination aus dem Wirkstoff Belladonna und der Brechwurzel (Ipecacuanha). Bei Zweitem handelt es sich um eine giftige Heilpflanze, weshalb das Medikament verschreibungspflichtig ist. Alternativ zu Belladonna kann bei zusätzlich auftretenden Krämpfen und Unruhe auch Stramonium verabreicht werden, welches aus dem Weißen Stechapfel gewonnen wird.

Sind die Mandeln stark vergrößert und die Abwehr geschwächt, verwendet der Arzt gegebenenfalls das aus der Honigbiene hergestellte Mittel Apis mellifica. Die Phytolacca americana bewirkt einen ähnlichen Effekt. Die Amerikanische Kermesbeere wirkt beruhigend auf die gereizte Rachenschleimhaut und verschafft Linderung bei starken Schluckbeschwerden.

Allerdings kommt es bei der Arznei in Kombination mit warmen Getränken zu einem unangenehmen Brennen. Daher sollten Patienten, die diesen Wirkstoff einnehmen, kühle Säfte oder stilles Mineralwasser zu sich nehmen.

Die homöopathischen Mittel können Symptome und Begleiterscheinungen einer Scharlach-Erkrankung lindern. Halten die Symptome allerdings über einen längeren Zeitraum an, ist es wichtig, auf die schulmedizinische Therapie mit Antibiotika zurückzugreifen. Findet eine nur unzureichende Behandlung der Erkrankung statt, können schwere Komplikationen und Spätfolgen auftreten.

Naturheilkunde zur Behandlung von Scharlach
Zusätzlich zur Behandlung von Scharlach mit
homöopathischen Mitteln können bestimmte
Heilpflanzen genutzt werden, um die Symptome zu
lindern.

Salbei ist eine wichtige Heilpflanze für bakterielle
Infektionen im Mund- und Rachenbereich. Bei
Scharlach wird Salbei in Form einer Gurgellösung
verwendet. Hierbei kann entweder mit Salbeitee
gegurgelt werden und es werden einige Tropfen
einer homöopathischen Urtinktur von Salbei auf ein
halbes Glas Wasser gegeben und damit gegurgelt.
Es gibt auch bereits fertige Salbei-haltige
Präparate, welche zum Gurgeln verwendet werden
können.

Bei Halsschmerzen können schleimhautpflegende
Pastillen mit Isländisch Moos gelutscht werden.
Salzpastillen wird eine Wirkung gegen Bakterien
zugesprochen. Diese können ebenfalls gelutscht
werden. Eine gleichermaßen wichtige Pflanze bei
der Therapie von Scharlach ist die
Kapuzinerkresse, die ebenso gegen Bakterien
wirkt.

Diese kann als homöopathische Urtinktur eingenommen werden. Zudem sind in der Apotheke Fertigpräparate zum Einnehmen erhältlich, welche aus einer Kombination von Kapuzinerkresse und Meerrettich bestehen.

Hausmittel bei Scharlach

Eine Behandlung von Scharlach ohne Antibiotikum kann schwere Spätfolgen und Komplikationen nach sich ziehen, daher sollten die Hausmittel nur zusätzlich zur antibiotischen Therapie zum Einsatz kommen. In Kombination mit der Einnahme des Antibiotikums können die Hausmittel dabei helfen, die Symptome der Scharlach-Infektion zu lindern. Bei einer Scharlach-Infektion treten oft starke Halsschmerzen auf. Diese können zum Beispiel durch einen Salbeitee gemildert werden. Die ätherischen Öle des Salbeis haben eine beruhigende Wirkung auf die entzündeten und schmerzenden Schleimhäute.

Der Tee sollte mehrmals täglich getrunken werden; gurgeln ist ebenfalls möglich. Für Kinder kann zusätzlich ein Löffel Honig in den Tee gegeben werden. So schmeckt der Tee milder und ist für Kinder angenehmer zu trinken. Ein Salbei-Kamillen-Tee eignet sich ebenfalls und ist etwas milder im Geschmack als der reine Salbeitee. Generell ist es ratsam, auf eine ausreichende Flüssigkeitszufuhr zu achten.

Gegen Fieber hilft das Trinken von
Lindenblütentee. Er wirkt beruhigend,
fiebersenkend und schweißtreibend. Himbeer- und
Preiselbeersaft weisen ebenfalls eine
fiebersenkende Wirkung auf.
Essig-Trunk gilt als altes Hausmittel bei Scharlach.
Dafür wird verdünnter Himbeer- oder Apfelessig mit
etwas Honig gemischt. Dem Essig wird eine
antibakterielle Wirkung nachgesagt. Allerdings
eignet sich dieses Hausmittel für Kinder eher
weniger, da es für sie nicht schmackhaft ist.
Gegen Schluckbeschwerden kann ein kühlendes
Eis Abhilfe schaffen. Isländisch Moos in Form von
Lutschpastillen wirkt beruhigend auf die
Schleimhäute.

Fällt das Schlucken schwer, sollten eher warme
und weiche Speisen zu sich genommen werden.
Um für eine Entlastung des Darms und damit auch
des ganzen Körpers zu sorgen, empfiehlt es sich
während der Scharlach-Infektion darmschonende
Kost zu sich zu nehmen. Dazu gehören
beispielsweise geriebene Äpfel, zerdrückte
Bananen, zerstampfte Kartoffeln sowie Dinkel-
Zwieback.

Wie auch bei jeder anderen Infektion sollten
während der Scharlach-Erkrankung vermehrt
Vitamine und Mineralstoffe eingenommen werden,
damit die Abwehrkräfte unterstützt werden. Als
besonders abwehrstärkend gelten in erster Linie

Vitamin C und Zink. Das Vitamin A gilt als „Schleimhautvitamin" und ist daher bei Scharlach ebenfalls von Bedeutung. Vitamin E steigert zudem die Widerstandsfähigkeit des Körpers gegen Krankheitserreger. Um genügend Vitamine einzunehmen, sollte ausreichend Obst und Gemüse verzehrt werden. In Form eines Smoothies lassen sich diese auch bei Halsschmerzen und Schluckbeschwerden gut zu sich nehmen.

Die Luftfeuchtigkeit spielt bei Scharlach ebenfalls eine Rolle. Die Erkrankung tritt überwiegend in der kalten Jahreszeit auf. Durch eine geringe Luftfeuchtigkeit trocknen die Schleimhäute schnell aus und Krankheitserregern fällt es leichter sich in den Schleimhäuten abzusetzen. Dies ist zum Beispiel bei schlecht belüfteten oder überheizten Räumen der Fall. Das Aufstellen von Luftbefeuchtern oder ein feuchtes Handtuch auf der warmen Heizung kann dagegen Abhilfe schaffen.

9 Tipps zur Unterstützung der Behandlung

Mit den folgenden Tipps kann die Behandlung mit Antibiotika zusätzlich noch unterstützt werden.

Bettruhe

Bei einer Erkrankung an Scharlach sind vor allem Bettruhe und Schonung wichtig. Insbesondere bei Fieber sollte sich der Betroffene ausreichend Erholung gönnen. Dies gilt auch für Kinder. Möchte das erkrankte Kind nicht im Bett liegen, sollte zumindest der Tagesablauf möglichst ruhig und entspannt gestaltet werden.

Auch wenn Kinder eine Behandlung mit Antibiotikum erhalten haben und die Symptome abgeklungen sind, sollten sie sich nach Möglichkeit ein bis zwei Wochen lang nicht körperlich anstrengen und auch nicht am Sportunterricht teilnehmen. Schlaf ist wichtig, damit sich der Körper erholen kann. Je mehr Schlaf er bekommt, desto stärker wird das Immunsystem. Stress und Schlafmangel verhindern hingegen eine schnelle Genesung.

Viel Trinken

An Scharlach Erkrankte sollten besonders viel trinken. Vor allem, wenn sie unter Fieber leiden, sollten sie mindestens 2 Liter pro Tag trinken, da es durch das Fieber zum Flüssigkeitsverlust kommt.

Dies ist besonders bei Babys und Kindern wichtig, weil sie noch keinen so stabilen Flüssigkeitshaushalt haben wie Erwachsene. Zudem werden die ausgetrockneten Schleimhäute durch die Flüssigkeit wieder befeuchtet. Als Getränke eignen sich Wasser sowie ungesüßte Tees und Säfte. Der Verzicht auf feste Nahrung ist bei Halsschmerzen und Schluckbeschwerden ebenfalls hilfreich. Stattdessen empfehlen sich Suppen, Brühe sowie weitere weiche Nahrungsmittel.

Wadenwickel helfen

Fieber kann durch Wadenwickel gelindert werden. Das Fieber gilt als natürliche Abwehrreaktion des Körpers. Durch die Erhöhung der Körpertemperatur werden Bakterien und deren Giftstoffe bekämpft. Wird das Fieber mit einem fiebersenkenden Mittel behandelt, wird der Körper daran gehindert, die Bakterien erfolgreich abzuwehren. Statt eines fiebersenkenden Medikaments können Wadenwickel verwendet werden, um das Fieber in Grenzen zu halten. Die Wadenwickel sollten allerdings nur zur Anwendung kommen, wenn die Waden und Füße des Patienten warm sind. Für die Wadenwickel wird ein dünnes Tuch aus Leinen oder Baumwolle in kühlem Wasser (nicht kälter als fünf Grad) getränkt und anschließend gut ausgewrungen, bis es nicht mehr tropft. Um jede Wade wird so ein nasses Tuch geschlagen und mit einem trockenen Handtuch umwickelt. Nach etwa zehn bis 15 Minuten, sobald der Wickel erwärmt ist, kann dieser entfernt oder gewechselt werden. Die Wadenwickel wirken bei Fieber kühlend und erfrischend und leiten die Wärme des Körpers erfolgreich ab. Daher zählen Wadenwickel zu den sogenannten wärmeableitenden Hausmitteln.

Essigsocken

Essigsocken gehören ebenfalls zu den wärmeableitenden Hausmitteln und wirken genauso wie Wadenwickel. Diese Abwandlung der Wadenwickel ist auch unter dem Namen Essigpatschen bekannt. Für die Essigsocken wird ein Liter Wasser mit fünf Esslöffeln Essigessenz vermischt. In diese Flüssigkeit wird ein Paar Baumwollsocken getränkt, ausgewrungen und angezogen.

Über dieses nasses Paar Socken wird zusätzlich ein weiteres trockenes Paar Socken gezogen. Die Socken werden so lange getragen, bis die in Essigwasser getränkten Socken trocken sind. Um die Liegefläche zu schützen, empfiehlt es sich, diese vorher mit einer Unterlage auszulegen. Die Essigsocken wirken, genauso wie die Wadenwickel, kühlend und leiten die fieberbedingte Wärme aus dem Körper.

Halswickel aus Quark

Gegen akute Halsschmerzen, starke Schluckbeschwerden und geschwollene Lymphknoten ist ein Halswickel hilfreich. Ein Halswickel aus Quark wirkt kühlend, desinfizierend und beruhigt den entzündeten Halsbereich. Für den Quarkwickel wird etwa 150 bis 250 Gramm Quark in einer circa einem Zentimeter dicken Schicht auf die Mitte einer Mullbinde oder eines Küchenhandtuchs geschmiert.

Anschließend werden die Tuchseiten darüber gefaltet und der Wickel wird möglichst faltenfrei um den vorderen Halsbereich gelegt. Durch einen Schal, der zusätzlich um den Hals gewickelt wird, wird verhindert, dass der Halswickel abfällt und zudem spendet der Schal Wärme. Der Quarkwickel sollte nun bis zu 30 Minuten einwirken. Bei Bedarf kann er mehrmals täglich angewendet werden. Der Quarkwickel hat eine kühlende und entzündungshemmende Wirkung.

Alternativ zum Quarkwickel kann auch ein Zitronenwickel verwendet werden. Hierfür wird eine ungespritzte Zitrone in Scheiben geschnitten. Die Scheiben werden in ein Tuch eingeschlagen und leicht angedrückt. Der Zitronenwickel sollte ebenfalls bis zu einer halben Stunde einwirken. Ein **Wickel mit Zwiebelscheiben** ist nach dem

gleichen Prinzip ebenfalls möglich.
Halten die Halsschmerzen länger an und ist keine
Besserung in Sicht, kann ein warmer Kartoffel- oder
Zwiebelwickel zur Schleimlösung verwendet
werden.

Für den Kartoffelwickel werden ein bis zwei
ungeschälte und gekochte heiße Pellkartoffeln in
einem Tuch eingeschlagen und zerdrückt. Der
Wickel wird um den Hals gelegt und mit einem
weiteren Handtuch umwickelt. Der Kartoffelwickel
sollte möglichst warm sein, allerdings nicht zu heiß.
Es empfiehlt sich die Temperatur vorher an der
Innenseite des Unterarms zu prüfen.

Der Wickel wird so lange auf dem Hals belassen,
bis er abgekühlt ist. Für den Zwiebelwickel werden
zwei bis drei Zwiebeln fein geschnitten und auf ein
Tuch gegeben. Nun wird eine Pfanne halb voll mit
Wasser befüllt, mit einem Deckel abgedeckt und
erhitzt. Das Tuch mit den Zwiebeln wird auf den
Deckel gelegt und beidseitig erwärmt. Der
Zwiebelwickel wird ebenfalls so lange um den Hals
gelegt, bis er abgekühlt ist.

Gurgeln

Gegen Halsschmerzen ist Gurgeln ein effektives Mittel. Zum Gurgeln wird eine Salzlösung verwendet. Diese kann entweder schon fertig in der Apotheke gekauft werden oder sie wird selbst hergestellt. Um die Salzlösung selbst zu erzeugen, wird ein halber Teelöffel Salz in einer Tasse mit warmem Wasser aufgelöst.

Durch das Gurgeln mit der Salzlösung werden Krankheitserreger gelöst und mitsamt dem Rachenschleim ausgeschwemmt, wodurch der Rachenraum desinfiziert wird. So werden die entzündeten Schleimhäute beruhigt und die Schmerzen gelindert. Das Gurgeln kann bei Bedarf mehrmals täglich wiederholt werden. Bei Kindern sollte darauf geachtet werden, dass sie die Salzlösung nicht trinken.

Alternativ zur Salzlösung können auch weitere Lösungen zum Gurgeln verwendet werden. Mit Salbeitee kann ebenfalls gegurgelt werden. Statt des fertigen Tees eignen sich auch aufgekochte und abgeseihte Salbeiblätter. Das Gurgeln mit Kamillenöl ist ebenso möglich. Dafür werden 15 Tropfen des Kamillenöls in einem Glas Wasser aufgelöst. Als weitere Möglichkeit können 200 ml Wasser mit drei Teelöffeln Apfelessig und zwei Teelöffeln Honig vermischt und gegurgelt werden.

Das Salzhemd

Das Salzhemd sollte bereits bei den ersten Anzeichen von Scharlach zur Anwendung kommen. Hierfür werden 125 Gramm Kochsalz in etwa fünf Liter kaltem Wasser aufgelöst. In dieses Salzwasser wird ein Hemd getaucht, gut ausgewrungen und anschließend angezogen.

Der Patient wird zudem in ein Handtuch oder eine Wolldecke eingewickelt. Die Einwicklung sollte recht eng sein, damit das Hemd dadurch genau auf dem Körper anliegt. So eingewickelt sollte der Patient etwa 45 Minuten lang ruhen.

Anschließend wird das Hemd ausgezogen, der Patient bleibt aber weiterhin gut zugedeckt. Die Salzhemden haben eine anregende Wirkung und fördern die Entwicklung des bei Scharlach typischen Hautausschlags.

Eine gute Hühnerbrühe

Eine Scharlach-Erkrankung geht in der Regel mit Fieber einher, welches zu einem Flüssigkeitsverlust führt. Neben dem Trinken von Wasser und Tee ist auch eine Hühnerbrühe hilfreich, um den Flüssigkeitshaushalt wieder auszugleichen. Durch die Flüssigkeit werden die Schleimhäute befeuchtet, wodurch Halsschmerzen gelindert werden.

Zudem werden die Krankheitserreger hinausgespült. Darüber hinaus verfügt Hühnerbrühe über viel Eisen und Zink, welche entzündungshemmend und desinfizierend im Rachenraum wirken. Zusätzlich wird das Immunsystem durch diese Vitamine gestärkt. Durch warme Speisen und Getränke wird die Durchblutung gefördert, wodurch die Immunzellen schneller zu den Viren gelangen können.

Außerdem bringt eine Erkrankung an Scharlach auch Halsschmerzen und Schluckbeschwerden mit sich. Durch das Konsumieren von weichen Speisen wird das Schlucken vereinfacht und ist weniger schmerzhaft.

Jogurt hilft bei Durchfall

Zur Behandlung von Scharlach müssen Patienten
ein Antibiotikum einnehmen. Zwei Drittel aller
Betroffenen leiden nach einer Antibiotika-Therapie
an Durchfall. Dies liegt daran, dass die Antibiotika
nicht nur die krankmachenden Bakterien
bekämpfen, sondern auch die nützlichen.

Dadurch wird die Darmflora aus dem Gleichgewicht
gebracht. Joghurt kann dabei helfen, den Darm vor
den Nebenwirkungen einer Therapie mit Antibiotika
zu schützen. Daher empfiehlt es sich regelmäßig
Joghurt zu essen. Dieser sollte allerdings zeitlich
versetzt zur Antibiotikagabe zu sich genommen
werden.